Anselm Grün
Johannes G. Mayer
Katharina Englert

Sieben Kräuter für die Seele

Anselm Grün
Johannes G. Mayer
Katharina Englert

Sieben Kräuter für die Seele

Wohlfühl-Tees aus dem Kloster

Vier-Türme-Verlag

Bibliographische Information der Deutschen Bibliothek
Die Deutsche Bibliothek verzeichnet diese Publikation in der Deutschen Nationalbibliographie. Detaillierte bibliographische Daten sind im Internet über http://dnb.ddb.de abrufbar.

1. Auflage 2009

Umschlaggestaltung: Monika Ursprung, Schwarzach am Main
Gesamtherstellung: Vier-Türme GmbH, Benedict Press
ISBN 978-3-89680-406-8

www.vier-tuerme-verlag.de

Inhalt

Siebenmal am Tag
singe ich dein Lob.

Psalm 119,164

Die Heilkunde der Klöster

Klöster und Gärten

Klöster und Pflanzen waren schon immer eng verbunden. Die Pflanzen stehen für die Schönheit und Vielfalt der Schöpfung, ihre Betrachtung führt den Menschen weiter, denn – so der Apostel Paulus im Römerbrief – »seine unsichtbare Wirklichkeit [wird] an den Werken der Schöpfung mit der Vernunft wahrgenommen« (Römerbrief 1,20). Dieser Satz des Apostels fand im Mittelalter große Beachtung und wurde zur Motivation für die naturwissenschaftliche Betätigung der Christenheit und insbesondere des Mönchtums.

Es gibt aber auch wirtschaftliche Gründe für die Beschäftigung mit der Pflanzenwelt. Im Streben nach möglichst großer Selbstständigkeit pflegten die Klöster eine eigene Landwirtschaft. Bekanntlich kultivierten Benediktiner und Zisterzienser ganze Landstriche in Europa und brachten Obst und Kräuter aus dem Mittelmeerraum über die Alpen mit, verbesserten den Anbau verschiedener Nutzpflanzen, von diversen Getreidesorten über Wein bis zum Hopfen. Und weil nach der Regel des heiligen Benedikt von Nursia die Krankenpflege eine wichtige Aufgabe für Nonnen und Mönche darstellt (vgl. Benediktsregel, Kapitel 36), befassten sie sich auch mit den Heilwirkungen der Kräuter und der Aufzucht von Heilpflanzen.

Diese drei Aspekte – Arzneigewinnung, Nahrungserzeugung und tiefere Bezüge – spiegelt der berühmte St. Galler Klosterplan sehr anschaulich wider. Der um 820 im Inselkloster Reichenau auf dem Bodensee entstandene Plan eines idealen Klosters zeigt entlang der östlichen Klostermauer drei Gärten: Im Südosten des Klosterbezirkes liegt der Gemüsegarten, darüber befindet sich ein Obstbaumgarten, der zugleich als Friedhof genutzt wird. In der Nord-Ost-Ecke – nahe des Infirmariums, der Krankenabteilung – ist der Kräutergarten eingezeichnet. Diese Gärten sind sowohl Stätten der Arbeit als auch der Ruhe und Betrachtung. »Ora et labora« – »Gebet und Arbeit«, das Grundprinzip benediktinischen Lebens – kommen hier zusammen. Ein Kloster ohne Garten ist kaum vorstellbar.

Wie der St. Galler Klosterplan, der tatsächlich Vorbild für das Kloster St. Gallen wurde und dessen Grundkonzeption in den meisten Klöstern der Benediktiner und der meisten anderen Orden zu erkennen ist, entstand wohl auch das Gedicht »Hortulus« des Walahfrid Strabo auf oder im Umfeld der Insel Reichenau. Im »Hortulus« beschreibt Walahfrid, Abt des Inselklosters von 838 bis 849, in lateinischen Hexametern seinen Kräutergarten und nennt dabei nicht nur die medizinischen Wirkungen, sondern preist auch die Schönheit der Pflanzen. Der heilbringende Nutzen und die Schönheit führen zu einer Freude und Begeisterung, die in den kunstvollen Versen des Benediktinerabtes zum Ausdruck kommt. So dichtet Walahfrid zum Beispiel über die Rose:

»Der Flor ihrer purpurnen Blüte überstrahlt alsbald an Kraft und an Duft allen Schmuck der übrigen Gewächse so weit, dass man sie mit Recht als die Blume der Blumen hält und erklärt.«

Ursprünge der Klostermedizin

Wenn man sich die Anfänge des Mönchtums vor Augen führt und daran denkt, dass die Ursprünge im Eremitentum – in der Einsiedelei – liegen, dann erscheint es nicht naheliegend, dass die Klosterkultur zum Vorbild für Gartenbau und Krankenpflege wurde. Zwei Ereignisse bahnen jedoch dazu Weg: die Regel des heiligen Benedikt als innere Motivation und die Reichsreform Kaiser Karls des Großen als Auftrag von außen.

Benedikt von Nursia versucht in seiner Mönchsregel, die er für seine eigene Klostergründung Monte Cassino entwickelt, jenen negativen Entwicklungen von vornherein zu begegnen, die sich im Eremitentum und bei den herumziehenden Mönchen ergeben hatten. Vor allem will er jedoch erreichen, dass alle wichtigen Bedürfnisse im Kloster selbst befriedigt werden können – und dazu zählt natürlich gerade auch die Versorgung der Kranken. Den Kindern, Greisen und Kranken und allen Schwachen gilt die besondere Sorge Benedikts in seiner Regel. Von der Pflege der Kranken und Schwachen handelt das 36. Kapitel der »Regula benedicti«.

Abt Albert Ohlmeyer aus der Abtei Neuburg bei Heidelberg gibt in seinem Beitrag im Buch »Das Lorscher Arzneibuch und die frühmittelalterliche Medizin« auf Seite 109 eine bewegende Übersetzung dieses Kapitels:

> *»Für die Kranken soll man vor allem und über alles Sorge aufwenden, dass ihnen so gedient werde, wie in Wahrheit Christus dem Herrn, weil er selbst gesagt hat: ›Krank bin ich gewesen, und ihr habt mich besucht.‹ (Mt 25,36) und ›Was ihr einem von diesen Geringsten getan habt, das habt ihr mir getan.‹ (Mt 25,40)«*

Und Benedikt hebt kurz darauf die Wichtigkeit noch einmal hervor:

»Daher sei es für den Abt eine sehr große Sorge, dass sie [die Kranken] keinerlei Vernachlässigung erleiden.«

Für eine gute Krankenpflege braucht es geeignete Personen und Räumlichkeiten, auch daran hat Benedikt gedacht:

»Für diese Kranken gebe es einen gesondert gelegenen Raum und einen Diener [Pfleger], der gottesfürchtig, sorgfältig und eifrig ist.«

Aus diesem »gesonderten Raum«, dem Infirmarium, wird in größeren Klöstern ein ganzes Spital, aus dem Diener, dem Pfleger, entwickelte sich der Mönchsarzt, wie er uns etwa in Gestalt des Arztes Notker von St. Gallen im 10. Jahrhundert entgegentritt. Diese Ärzte können keine Universität besuchen, sie erlernen ihr Wissen von den Vorgängern (wie der Geselle vom Meister im Bereich des Handwerks).

Benedikt denkt bei der Regelung der Krankenversorgung vor allem an die kranken Mitbrüder im Kloster, schließlich lag Monte Cassino damals abseits.

Als Karl der Große nach der Völkerwanderung das Frankenreich nach römischem Vorbild neu organisieren will, bemüht er sich auch um eine medizinische Versorgung der Bevölkerung. Das medizinische Wissen der großen antiken Ärzte wie Hippokrates findet er dabei nur noch in den Klöstern, die zumindest einige Schriften über die Zeiten der Völkerwanderung hinübergerettet haben. Ganz abgesehen davon lebt auch nur hier die erforderliche Schriftkultur weiter: Weder der weltliche Adel noch die breite Bevölkerung konnte lesen oder schreiben. So werden die Klöster in der Zeit der Karolinger im 8. und 9. Jahrhundert nicht nur Zentren der Bildung, der Verwaltung und Wirtschaft, sondern auch der Medizin und der Naturwissenschaft.

Eine alte Handschrift aus der Regierungszeit Karls des Großen, etwa um 795 im Reichskloster Lorsch bei Worms geschrieben, ist das älteste Dokument der Klostermedizin in Deutschland. Das Buch wird heute in der Staatsbibliothek zu Bamberg aufbewahrt. Es kam als Schenkung Kaiser Heinrichs II. an den dort neugegründeten Bischofssitz. Nach der Herkunft wird diese Handschrift aber »Lorscher Arzneibuch« genannt. Versehen mit einer längeren Einleitung zum christlichen Verständnis der Heilkunde bietet der Codex – in fünf große Abschnitte gegliedert – vorwiegend antike Rezepte und Therapien sowie eine Ernährungslehre.

Das Spektrum der Heilmittel reicht von äußerst komplexen Rezepturen aus vielen Bestandteilen bis hin zu ganz einfachen Anweisungen, die auch der

Volksmedizin entstammen können. So wird beispielsweise bei geschwollenen Mandeln empfohlen, mit gekochten Schlehen zu gurgeln, bei allgemeinen Halsschmerzen jedoch mit Schafsmilch. In einem Mittel zur Bewahrung der Gesundheit soll dagegen weißer Pfeffer, Ingwer, Samen der Knorpelmöhre, Anissamen, Petersilie, Selleriesamen, Fenchelsamen, Kümmel und Liebstöckel mit bestem Honig vermischt werden. Pfeffer und Ingwer waren damals sehr schwer zu bekommen und entsprechend teuer.

Der »Hortulus« des Walahfrid Strabo und der St. Galler Klosterplan

Die beiden wichtigsten Dokumente der Folgezeit wurden bereits erwähnt: der St. Galler Klosterplan und der »Hortulus« des Walahfrid Strabo. Sie stammen beide aus der ersten Hälfte des 9. Jahrhunderts: Ihre Entstehung fällt in die Regierungszeit Ludwigs des Frommen, Sohn und Nachfolger Karls des Großen.

Der St. Galler Klosterplan teilt durch schriftliche Einträge mit, welche Pflanzen im Kräuter- und Gemüsegarten angepflanzt werden sollen. Die dort aufgeführten Kräuter stimmen weitgehend mit denen überein, die Walahfrid in seinem Gedicht beschreibt. Er behandelt 24 Pflanzen in zwei mal zwölf Strophen. Das gesamte Gedicht hat 444 Verse, schon dieses

Zahlenspiel – das die Zahl »4« zum Gliederungsprinzip erhebt – zeigt die Kunstfertigkeit des Dichters. Im Kräutergarten des Klosterplans und im »Hortulus« des Walahfrid befinden sich folgende Pflanzen: Salbei, Minze, Weinraute, Poleiminze, Schwertlilie, Fenchel, Liebstöckel, Kostwurz (Marienblatt), Madonnenlilie und Rose. Vier Pflanzen des Walahfrid'schen »Hortulus« finden sich auf dem Klosterplan im Gemüsegarten: Rettich, Kerbel, Sellerie und Eberraute. Bei Walahfrid kommen noch neu hinzu: Schlafmohn, Kürbis (Flaschenkürbis), Melone, Wermut, Andorn, Muskatellersalbei, Heilziest (Bettonica), Odermennig und Katzenminze.

Die aromatischen Kräuter Fenchel, Beifuß, Wermut und Sellerie, aber auch mehrere Minzarten werden in der Klostermedizin besonders geschätzt. Manche wichtigen Kräuter der Klostermedizin sind aber heute aus dem Arzneischatz nahezu verschwunden, so etwa Weinraute, Heilziest und Odermennig.

Aus heutiger Sicht überrascht das Vorhandensein von Madonnen- und Schwertlilie in einem medizinisch ausgerichteten Kräutergarten. Ihre Knollen wurden damals unter anderem für Hautsalben verwendet.

Die Kräuter werden im Klostergarten in säuberlich aufgeschütteten und von Holzplanken abgesteckten Beeten gezogen. Zu einem Garten gehört immer eine

Mauer, zumindest ein schützender Flechtzaun, der ihn umgibt. An der Mauer können die Rankengewächse – wie Flaschenkürbis und Melone, aber auch die Rose – hochwachsen. Die Mauer gibt dem Garten Ruhe und Frieden, fängt die Wärme der Sonne ein und bietet Schutz vor kalten Winden und größeren Wildtieren wie Hasen und Rehen.

Odo und sein »De floribus herbarum«

Nach dieser ersten Blüte der Klostermedizin dauert es lange, bis wir wieder von neuen schriftlichen Werken dazu hören, wobei sicherlich manches verloren gegangen ist. Mehr als 200 Jahre nach der Entstehung des »Hortulus« nimmt ein anderer Mönch das Gedicht des Walahfrid Strabo zum Vorbild und schafft ein neues Lehrgedicht zu den Arzneipflanzen. Er heißt Odo und stammt aus dem französischen Ort Meung an der Loire, deshalb wird er nach der lateinischen Form des Ortsnamens auch Odo Magdunensis genannt. Odo selbst nennt sein Werk »De floribus herbarum« – »Über die Kräfte der Kräuter«. Man glaubt im Mittelalter jedoch bald, dass dieses Gedicht von dem römischen Dichter Aemilius Macer stammen würde. Deshalb bekommt es den Titel »Macer« oder »Macer floridus«. Der wirkliche Dichter gerät in Vergessenheit.

Das Werk »De floribus herbarum« behandelt 77 Pflanzen und wird zum beliebtesten Buch der Klostermedizin. Fast jede größere Bibliothek besitzt im Mittelalter eine Abschrift. Allerdings variieren diese Ausgaben sehr stark: Meist fehlen einige Pflanzenkapitel, manchmal werden auch neue Pflanzen hinzugefügt.

Anders als Walahfrid verzichtet Odo auf eine längere Beschreibung der Pflanzen, dafür beschreibt er die Wirkungen der Pflanzen sehr viel ausführlicher.

Odo bezieht sein Wissen über die Arzneipflanzen nicht nur aus verschiedenen antiken Schriften, er hat auch ein Kräuterbuch zur Verfügung, das Constantinus Africanus, Mönch im Kloster Monte Cassino, gut 200 Jahre nach Walahfrid verfasst hat. Constantin stammte aus Nordafrika – vermutlich Karthago – und konnte deshalb sowohl Arabisch als auch Griechisch und Latein.

Er bringt das Wissen der arabischen Ärzte mit nach Europa, als er zwischen 1057 und 1067 in das süditalienische Salerno kommt. In der Bischofsstadt und dann im Kloster Monte Cassino verfasst er viele medizinische Schriften, durch die das Wissen der arabischen Ärzte in Europa verbreitet wird.

Hildegard von Bingen

Heute ist Hildegard von Bingen (1098–1179) die Symbolfigur der Klostermedizin. Das ist zu ihrer Lebenszeit anders: Während der »Macer« des Odo im Mittelalter fast überall gelesen wird – es gibt auch zahlreiche Übersetzungen in die Volkssprachen –, sind die medizinischen Schriften der Äbtissin vom Rupertsberg bei Bingen kaum verbreitet.

Obwohl Hildegard noch zu Lebzeiten durch ihre Visionen und Predigten eine sehr bekannte und hochgeschätzte Person ist, wird ihr medizinisches Werk anscheinend nur in ihrer nächsten Umgebung benutzt. Grund dafür sind höchstwahrscheinlich damals neue medizinische Schriften, die aus Italien, besonders aus Salerno kamen.

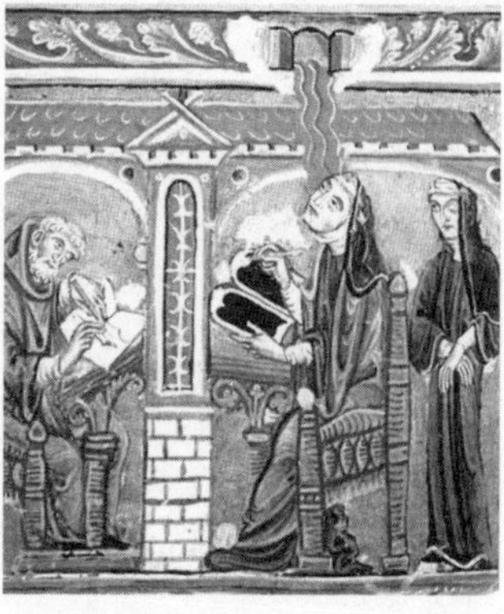

Hildegard von Bingen schreibt ihre Visionen nieder; Miniatur, Hildegard-Codex.

Trotzdem ist das Werk der Äbtissin für das heutige Wissen um die Klostermedizin sehr wichtig. In ihrer Arzneimittellehre, die später »Physica« genannt wird, behandelt sie 240 Kräuter und 60 Büsche und Bäume – das sind viel mehr, als Walahfrid oder Odo beschreiben. In ihrer zweiten medizinisch-naturwissenschaftlichen Schrift, den »Causae et curae« – »Ursachen und Behandlungen« –, bringt sie eine theologische Ausdeutung der Medizin, wie sie sonst nirgendwo zu finden ist.

Hildegard von Bingen schreibt ihre medizinischen Werke kurz nach der Mitte des 12. Jahrhunderts. Im 13. Jahrhundert gewinnen die Universitäten mehr und mehr an Bedeutung, es gibt nun auch studierte Ärzte. Die Klöster sind nicht mehr allein für die medizinische Versorgung zuständig und wenden sich verstärkt anderen Aufgaben zu. Zumindest in der Missionsmedizin in Südamerika und Afrika lebt die Klostermedizin jedoch weiter.

Sieben Zeiten – Sieben Pflanzen

Die sieben Gebetszeiten

Der heilige Benedikt strukturiert in seiner Ordensregel das Leben der klösterlichen Gemeinschaft mit sieben Gebetszeiten. Dabei hat er den Psalm 119 (Vers 164) vor Augen, in dem es heißt:

»Siebenmal am Tag singe ich dir Lob.«

Warum gerade sieben Gebetszeiten? Die Sieben ist nach der christlichen Zahlenmystik eine heilige Zahl, sie ist ein Zeichen der Verbundenheit zwischen Himmel und Erde: Vier ist die kosmische Zahl, die Zahl der Elemente, Himmelsrichtungen und der Jahreszeiten: Die gesamte mittelalterliche Physik baut auf der Zahl Vier auf. Drei ist die göttliche Zahl: die Zahl des dreifaltigen Gottes. Sieben als Summe von Vier und Drei steht für die Verbindung zwischen Gott und dieser Welt.

Die sieben Gebetszeiten stehen für die Verwandlung der Zeit, für die Verwandlung des Irdischen hin zum Himmlischen. Unsere Zeit wird durch das siebenmalige Beten geheiligt und in eine heilige und angenehme Zeit verwandelt. Sie wird erfüllte Zeit. Nach Jesu Worten ist die Zeit erfüllt, wenn Gott in uns herrscht. (Vgl. Mk 1,15)

Erste Gebetszeit des Tages ist die *Laudes*. Danach folgt die *Prim* und um neun Uhr die *Terz*. Die Mittagszeit wird mit der *Sext* begonnen, ihr folgt die *Non* um 15 Uhr. Der Abend wird mit der *Vesper* begonnen und mit der *Komplet* beendet.

Arbeit, Essen, Ruhen wurde mit dieser Tagesordnung immer von Gebetszeiten umrahmt.

In der heutigen Zeit lässt sich dieser Tagesrhythmus kaum mehr aufrechterhalten. Da viele Nonnen und Mönche einen normalen Beruf ausüben, wurden die sieben Gebetszeiten zu fünf zusammengefasst: Die Morgenhore umfasst heute Laudes und Prim; das Konventamt, die gemeinsame Eucharistiefeier der Klostergemeinschaft, ersetzt die Terz und in der Mittagshore werden Sext und Non zusammen gesungen. So bleiben am Vormittag und Nachmittag längere Arbeitszeiten. Die abendlichen Gebetszeiten hingegen blieben unverändert: Vor dem Abendessen wird immer noch die Vesper gesungen und die Komplet beschließt nach wie vor den aktiven Tag der modernen Mönche und Nonnen.

Der Sieben-Zeiten-Tee

Der Sieben-Zeiten-Tee erinnert mit seinen sieben Heilpflanzen der Klostermedizin an die benediktinische Tradition der sieben Gebetszeiten. Jeder Gebetszeit ist eine Pflanze zugeordnet. Wer das Teetrinken als Ritual feiert, kann den Geist dieser sieben Gebetszeiten in sich aufnehmen. Das Ritual des Teetrinkens will uns leibhaft spüren lassen, dass Gottes Geist uns durchdringt und verwandelt. Es ist ein siebenfältiger Geist, wie die Kirche ihn immer besungen hat.

In den sieben Gebetszeiten begegnet er uns jeweils in einer anderen Weise:

Die erste Gebetszeit des Tages ist die *Laudes*. Sie ist das feierliche Gotteslob zu Beginn des Tages. In ihr besingen wir Christus als die Sonne der Auferstehung, die alle Finsternis aus unserem Herzen vertreibt. Der Geist Jesu ist Licht, das uns erleuchtet. Im Sieben-Zeiten-Tee wird die *Laudes* mit der *Schlüsselblume* verbunden, die für den Neubeginn steht und für das Licht, das uns in der Auferstehung Jesu für immer aufgegangen ist.

Zur ersten hellen Stunde des Tages, etwa um sechs Uhr, folgt die *Prim*. Sie wird im Tee durch die *Rose* dargestellt, die das Herz öffnen soll. Am Morgen wollen wir unser Herz der Liebe Gottes öffnen, die sich in der Auferstehung Jesu stärker erwiesen hat als der Tod am Kreuz.

Die *Terz* um neun Uhr erinnert uns an den Heiligen Geist, der an Pfingsten über die Jünger und Jüngerinnen Jesu ausgegossen wurde. Der Heilige Geist, die dritte göttliche Person, hat die ängstlichen Jünger belebt und mit Kraft erfüllt. Er hat ihre Enttäuschung geheilt. Wie der belebende und heilende Geist Gottes so regt auch *Salbei* Leib und Seele an und stärkt die Gesundheit, deshalb steht diese Pflanze für die *Terz*.

Am Mittag, um die sechste Stunde, bitten wir Gott in der *Sext* darum, dass der Heilige Geist in der Mitte des Tages unser erhitztes Gemüt kühle. Dafür steht die *Krauseminze*, die das Festgefahrene in uns auflockert und uns mit dem Geist der Leichtigkeit erfüllt.

In der *Non* um 15 Uhr gedenken wir der Todesstunde Jesu. In den *Non* bitten wir, dass die heilende Frucht von Jesu Hingabe am Kreuz unseren Nachmittag prägen möge. *Melisse* steht für jene Zuversicht und Heiterkeit, die unser Herz erfüllen darf, weil Jesu Sieg am Kreuz allen Hass der Welt besiegt hat.

Am Abend singen wir in der Gebetszeit der *Vesper* das Abendlob. Wenn die Sonne untergeht, möge Christus in unserem Herzen als Licht aufgehen und uns mit seiner wärmenden Liebe erfüllen. Dafür steht der *Ingwer,* der den menschlichen Leib durchwärmt und uns neue Lebensenergie schenkt.

Die letzte Gebetszeit vor der Nachtruhe ist die *Komplet.* In ihr beschließen wir den Tag. Wir übergeben unser Leben in Gottes gütige und mütterliche Hände. Mit Gelassenheit beschließen wir den Tag. Wir lassen los, überlassen uns in Gottes Obhut und Schutz und bergen uns in seinen liebenden Händen. *Baldrian* unterstützt diese Stimmung und schenkt uns Gelassenheit und einen ruhigen, erholsamen Schlaf.

Manchen mag es zunächst fremd anmuten, das Teetrinken mit diesen sieben Gebetszeiten zu verbinden. Doch wenn wir den Tee nicht einfach nur trinken, um unseren Durst zu löschen, sondern das Teetrinken als Ritual feiern, dann geht uns etwas von dem Geist auf, der die sieben Stundengebete prägt. Es ist der Geist Jesu Christi, der sich siebenmal immer tiefer in unseren Leib und in unsere Seele einprägen will. Der heilende und belebende, der liebende und wärmende Geist Gottes will im Gebet in uns eindringen. Er will aber auch im Trinken des Tees in uns einströmen, damit wir mehr und mehr verwandelt werden und das heilende Wirken Jesu Christi, das vor zweitausend Jahren in dieser Welt offenbar geworden ist, auch heute an uns leibhaft erfahren und weitergeben.

Die Heilpflanzen des Sieben-Zeiten-Tees

Früher gehörte zu jedem Benediktinerkloster ein »Hortulus«, ein kleiner Kräutergarten, der die Gemeinschaft mit den wichtigsten Heilpflanzen versorgte. So lag der Gedanke nahe, mit dem Sieben-Zeiten-Tee nicht nur an die sieben Gebetszeiten zu erinnern, sondern auch die Tradition der klösterlichen Kräutergärten in Münsterschwarzach wiederzubeleben. Im Gästebereich des Klosters wurde deshalb ein kleiner Garten angelegt, der aus einem mit Steinen umfassten Beet besteht, dessen Erde zu einem kleinen Hügel angehäuft wurde. Dadurch entstehen verschiedene Ebenen, die die einzelnen Kräuter besser zur Geltung kommen lassen. Dieser kleine Schaugarten soll dazu dienen, die alten Heilpflanzen des Sieben-Zeiten-Tees und verwandte Gewächse betrachten, anfassen und auch riechen zu können.

In den folgenden Kapiteln werden die Heilpflanzen des Sieben-Zeiten-Tees vorgestellt. In die Komposition des Tees sind sowohl die Heilwirkungen als auch die christliche Symbolik für die Zuordnung zu den sieben Gebetszeiten eingeflossen.

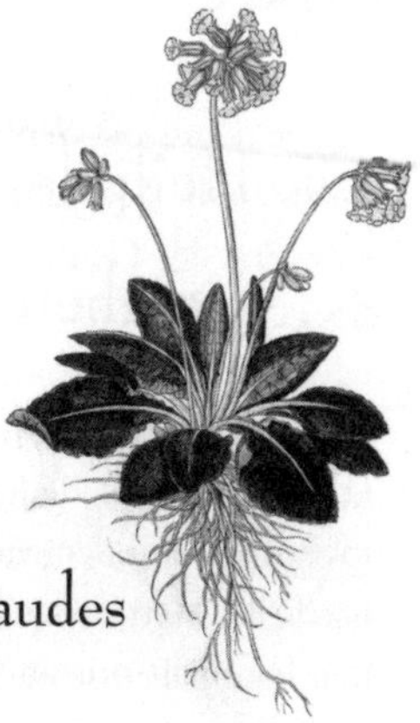

Schlüsselblume – Laudes

(*Primula veris*)

Die Schlüsselblume heißt botanisch *Primula veris*, das bedeutet »Erstes Blümchen des Frühlings«. Auch wenn dieser Name nicht ganz korrekt ist – einige wenige Blumen wagen sich noch etwas früher aus dem schützenden Boden –, so kann die Schlüsselblume für den Frühling, nicht zuletzt für die Osterzeit stehen, denn sie blüht in den Monaten März und April. Nach der langen Winterzeit kündigt sie mit ihren leuchtend gelben Blüten den Anbruch heller und warmer Tage an. Symbolisch steht sie deswegen für Licht, den Frühling, den Beginn des Tages und für die Flamme der Osterkerze.

In dieser Weise hat bereits Hildegard von Bingen die Pflanze betrachtet. In der »Physica« schreibt sie, dass die Schlüsselblume das Sonnenlicht auffängt und die Melancholie im Menschen vertreibt. Nach Hildegard kann die Schlüsselblume also das Licht des Tages an die Menschen weitergeben. Sie weist so auf den Sieg des Lichtes über Dunkelheit, über Trauer, über den Tod hin – und wird dadurch ein Symbol für Christus selbst.

Die Blütenkrone erinnerte die Menschen an einen hohlen Schlüssel, daher kommt der deutsche Name »Schlüsselblume«. Dieses Bild wurde schon bald auf den Schlüssel des Petrus übertragen, der den Menschen den Himmel aufschließt. So heißt die Schlüsselblume auch »Himmelsschlüssel«, zum Beispiel bei Hildegard von Bingen, oder auch »St. Peters Schlüssel«.

Ein weniger geläufiger Name lautet »Fünfwundenblume«. Diese Namensgebung bezieht sich auf die fünf rötlich-gelben Saftmale auf den Kronblättern der Wiesenschlüsselblume, die an die fünf Wunden Jesu erinnern sollen – die vier Wunden an den Händen und Füßen durch die Nägel, mit denen er ans Kreuz geschlagen wurde, und die Wunde in der Seite durch den Lanzenstich.

Die Schlüsselblume wurde – soweit wir das heute beurteilen können – von der Klostermedizin als Arzneipflanze entdeckt. Die Ärzte der Antike kannten sie jedenfalls noch nicht. Hildegard von Bingen ist die erste, die die Primel ausführlich in einem Arzneibuch behandelt. Im späten Mittelalter wurden die Pflanze vor allem bei Gicht und Lähmungserscheinungen verwendet. Deshalb wurde sie in den Arzneibüchern meist »Herba paralysis« (Paralysis = Lähmung) genannt. Man nutzte sie auch zur Stärkung des Herzens, bei Erkältungsbeschwerden und zur Wundbehandlung.

Aktuelle Verwendung

Zwei Arten der Schlüsselblume werden heute von der Heilkunde genutzt. Zum einen *Primula veris*, zu deutsch Frühlingsschlüsselblume, Wiesenschlüsselblume, Arzneischlüsselblume, Duftende Schlüsselblume oder Himmelsschlüssel(chen) genannt, und *Primula elatior*, die etwas höher werdende Hohe Schlüsselblume oder Waldschlüsselblume. Von beiden Arten werden sowohl die Wurzel (Primulae radix) und die Blüte mit Kelch (Primulae flos cum calyptibus) verwendet.

Für die Zubereitung eines Tees werden die Blüten bevorzugt, weil sie angenehm honigsüß schmecken und dem Tee eine gelben Farbton verleihen. Die Hauptwirkstoffe der Wurzel und der grünen Pflanzenteile (Kelch) sind die Saponine, die sogenannten Seifenstoffe. Diese Stoffe verflüssigen zähen Bronchialschleim, erleichtern das Abhusten und befreien so die verengten Atemwege. Zudem wirken sie hemmend auf viele Bakterien, Viren und Pilze und tragen so zum Schutz vor Infekten bei.

In der Erfahrungsheilkunde wird den Saponinen auch eine Aktivierung des Stoffwechsels zugesprochen. Deshalb wird die Schlüsselblume, zum Beispiel als Tee oder als dekorative Blüten im Salat, zusammen mit anderen Frühjahrskräutern wie Gundermann und Brennnessel in Frühjahrskuren empfohlen.

Neben den Saponinen finden sich in der Wurzel noch entzündungshemmende Duftstoffe (Phenolglykoside), die erst beim Trocknen entstehen. Die Blüten mit dem Kelchsaum sind zwar im Vergleich zur Wurzel weniger reich an Saponinen, enthalten dafür aber entzündungshemmende Flavonoide, antioxidative Carotinoide, keimhemmende Rosmarinsäure und Spuren an ätherischem Öl. Diese Inhaltsstoffe der Blüten unterstützen die Wirkung der Saponine.

In der modernen Kräuterheilkunde gilt die Wurzel von *Primula veris* als schleimlösendes Mittel bei Bronchitis und trockenem Reizhusten, aber auch bei Altershusten und Raucherhusten. Die Blüten mit Kelch werden wegen ihrer milden Wirkung und guten Verträglichkeit gern in der Kinderheilkunde bei Hustenerkrankungen angewandt. In der Erfahrungsheilkunde wird sie auch bei nervösen Beschwerden (Zittern und Krämpfen) sowie bei Herzschwäche und Migräne empfohlen, zum Beispiel in Kombination mit Weißdornblüten und Herzgespannkraut.

Im Münsterschwarzacher Kräutergarten

Im Münsterschwarzacher Kräutergarten ist nur die Wiesenschlüsselblume eingepflanzt. Als Standort liebt sie sonnige Wiesen, während die Waldschlüsselblume eher schattige Wälder bevorzugt.

| Anwendung

Hustentee für Kinder bei Husten mit ungenügendem Auswurf

Schlüsselblumenblüten mit Kelch	5 g
Fenchelfrüchte (ganz)	7 g
Königskerzenblüten	3 g
Spitzwegerichblätter	5 g

1 bis 2 Teelöffel der Mischung frisch anstoßen, um die Fenchelfrüchte zu öffnen, mit 1 Tasse heißem Wasser übergießen und etwa 5 Minuten ziehen lassen, dann abseihen. 3- bis 5-mal täglich eine – möglichst heiße – Tasse trinken. Der Tee kann mit Honig gesüßt werden.

| Bitte beachten

Die Pflanze steht unter Naturschutz!

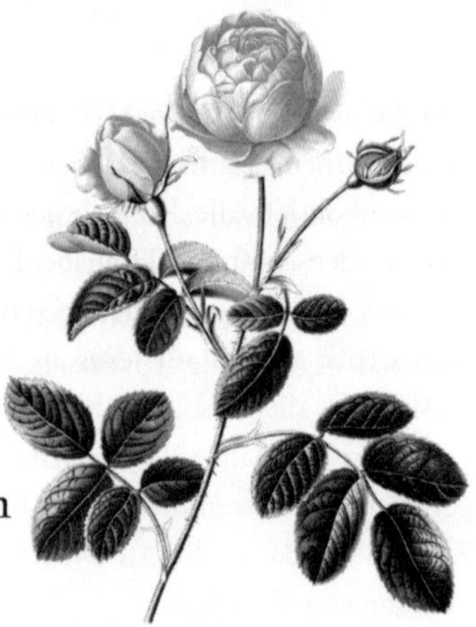

Rose – Prim

(Rosa centifolia)

Die Rose galt als die Königin der Pflanzen. Walahfrid Strabo preist sie in seinem Gartengedicht als die Blume, »die man mit Recht als die Blume der Blumen hält und erklärt«. – »Ihr Segen«, so Walahfrid weiter, »vermag kein Mensch zu wissen noch zu sagen.«

Die Rose ist vor allem eine wichtige Marienpflanze. »Maria im Rosenhag« – »Maria im Rosengarten« – war ein sehr beliebtes Thema in der Kunst der Spätgotik und Renaissance. Weltberühmt ist das Bild Martin Schongauers (gemalt 1473) in der Dominikanerkirche von Colmar. Die Rose steht – wie übrigens auch die Madonnenlilie – weiterhin für Reinheit und Wohlgeruch.

Die Rose weist allerdings auch auf die Passion Christi hin: Zum einen steht sie für das Leid durch die Dornenkrone als Marterwerkzeug in der Passion

Christi – wobei die Rose, botanisch betrachtet, gar keine Dornen, sondern Stacheln besitzt. Zum anderen symbolisiert die Rose wegen ihrer roten Farbe Blut, Leidenschaft und Hingabe, Liebe und Leid. Bedingungslose Hingabe aus Liebe und höchstes Leid, beides trifft sowohl auf Jesus als auch auf Maria zu. Deshalb ist die Rose sowohl eine Marien- als auch eine Christuspflanze. Diese Symbolik setzt sich sogar bis in die Anwendung in der Klostermedizin fort: Rosenöl war das wichtigste Mittel zur Reinigung und Heilung von Wunden.

Hildegard von Bingen schreibt in der »Physica«:

»Die Rose ist kühlend, und diese Kälte hat eine nützliche, mäßigende Wirkung.«

– so wie ein frischer, kühler Sommermorgen. Deshalb soll man nach Hildegard am Morgen ein Rosenblatt auf die Augen legen, das mache die Augen klar. Rosenblätter sollen auch den Jähzorn des Menschen besänftigen, vor allem wenn man sie zerrieben mit etwas Salbei mischt. Neben dieser psychogenen Wirkung sind viele anderen Anwendungen der Rose überliefert: Sie wurde zum Beispiel für Augensalben verwendet, galt als Mittel bei Kopf- und Ohrenschmerzen sowie Haut- und Zahnfleischentzündungen, man setzte sie bei Durchfall, Brandwunden und eiternden Wunden ein. Vor allem aber gehörte das aus Rosenblättern und Olivenöl hergestellte Rosenöl zu den wichtigsten Trägermitteln für komplexere Arzneimittel zur inneren und äußeren Anwendung.

Rose und Rosenöl stehen symbolisch für den frischen Morgentau und damit für die *Prim*, für das morgendliche Chorgebet zur ersten hellen Stunde des Tages.

Aktuelle Verwendung

In der modernen Phytotherapie (Kräuterheilkunde) werden die Blütenblätter der Essigrose (*Rosa gallica*) oder der Hundertblättrigen Rose (*Rosa centifolia*) verwendet.

Die bedeutendsten Wirkstoffe der Rose sind das ätherische Öl und die Anthocyane, die auch für die Rotfärbung der Blütenblätter verantwortlich sind. Daneben besitzen die Blütenblätter auch milde Gerbstoffe, die trocknend und zusammenziehend wirken. Zubereitungen aus dem ätherischen Rosenöl und dem Tee der Rosenblütenblätter wird zur Reinigung und auch zur Heilung von Entzündungen der Haut und der Schleimhäute, in der Erfahrungsmedizin auch äußerlich bei Schmerzen und leichten Wunden angewandt.

Im Münsterschwarzacher Kräutergarten

Vier verschiedene Rosen wachsen im Münsterschwarzacher Garten: Zum einen die Heckenrose (*Rosa canina*), eine Wildrose, die das Bild der fränkischen Landschaft mitprägt und aus der das fränkische Hiefenmark, die Hagebuttenmarmelade, zubereitet wird. Die Heckenrose heißt auch Hiefen, Hunds- oder Bettlerrose. Die Sträucher blühen in der Regel nur einmal im Jahr, wobei sie eine einfache Blüte zeigen. Wildrosenpflanzungen sind kostensparend und bedürfen nur weniger Pflege. Sie sind gesund und robust und bieten Vögeln nicht nur einen Nistplatz, sondern mit ihren im Herbst leuchtenden Hagebutten auch Nahrung im Winter. Für den Münsterschwarzacher Kräutergarten wurde die Sorte »Pillnitzer Vitaminrose« ausgewählt, die besonders vitaminreich ist.

Neben der Heckenrose findet sich eine weitere Wildrose im Garten, die *Rosa gallica*, zu deutsch Essigrose oder Apothekerrose genannt. Sie gilt als die »Mutter der europäischen Gartenrosen«, denn aus ihr gingen sehr viele Gartenrosen und Rosen für Heilzwecke hervor. Stellvertretend für die vielen Sorten der Gallica-Rosen steht die Konditorrose (*Rosa gallica Conditorum*) oder Zuckerrose im Münsterschwarzacher Garten, die wegen ihres Duftes und Geschmacks für Speisen und Gebäck genutzt wird.

Ein besonders schöner Abkömmling der Essigrose ist die *Rosa gallica Tuscany*, diese purpurfarbene Duftrose aus der Toskana heißt auch Samtrose.

Neben diesen drei Abkömmlingen der Wildrose darf auch die Centifolie (*Rosa x centifolia Parvifolia*) nicht fehlen. Die Rosen der Centifolien-Gruppe sind komplexe Hybride aus vier Wildrosen – *Rosa gallica, Rosa canina, Rosa phoenicica* und *Rosa moschata*. Sie zeichnen sich durch ihre gefüllten Blüten aus und werden deshalb auch als Hundertblättrige Rosen (centum = lat. Hundert) bezeichnet.

Wegen der engen Verknüpfung von Rose und Salbei wurde am höchsten Punkt des Beetes eine Hundertblättrige Rose (Centifolie, *Rosa centifolia*) eingesetzt, umrahmt von Gartensalbei. Diese Anordnung folgt einer Anwendung aus der »Physica« der Hildegard von Bingen. Dort heißt es im Rosenkapitel (Buch 1, Kapitel 22):

> *»Wer jähzornig ist, nehme Rose und weniger Salbei, zerreibe sie zu Pulver und halte sich dieses in der Stunde, da der Zorn aufsteigt, wegen des guten Duftes unter die Nase. Denn die Rose stimmt fröhlich, der Salbei baut auf.«*

| Anwendung

Rosenwasser aus frischen Blütenblättern und Knospen

Echtes Rosenwasser, das als Nebenprodukt bei der Destillation von ätherischem Öl anfällt, darf nicht mit diesem Auszug aus Rosenblüten verwechselt werden. Dieser Auszug kann leicht aus den duftenden Rosen im eigenen Garten hergestellt werden:

Blütenblätter in ein abgekochtes Glas geben, mit 70 ml destilliertem Wasser und 40 ml Wodka oder verdünntem Weingeist übergießen und mit einem Holzspießchen eintauchen. Das Glas an einen kühlen, dunklen Ort stellen und jeden Tag vorsichtig umrühren.

Nach etwa fünf Tagen die Masse abseihen, abpressen, in eine sterile Flasche füllen und mit 60 ml destilliertem Wasser aufgießen. Die Flasche nur locker, zum Beispiel mit einem Korken, verschließen.

Das so selbst hergestellte Rosenwasser kann als duftendes Wasser zum Händewaschen nach dem Essen oder zur Erfrischung des Gesichtes verwendet werden.

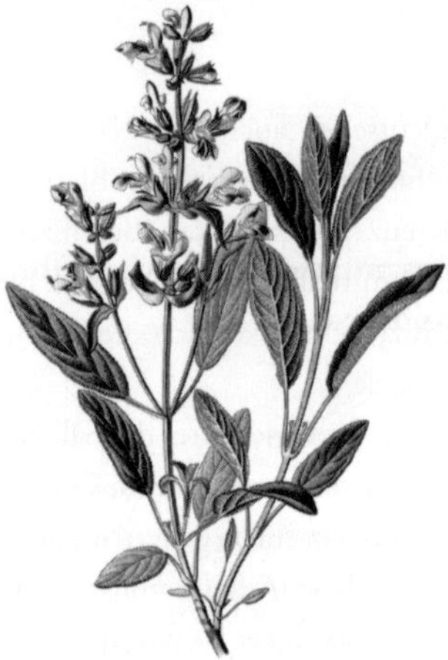

Salbei – Terz

(Salvia officinalis)

Dass Salbei zu den beliebtesten Heilpflanzen der Klostermedizin gehörte, zeigt bereits der botanische Name *Salvia*, von dem auch der deutsche Name Salbei abgeleitet wurde. Salvia geht auf das lateinische Wort »salvus« – »gesund« – zurück. Das dazugehörige Verb »salvificare« bedeutet »gesund machen«, aber auch »erretten«. Das daraus abgeleitete Substantiv »Salvificator« beziehungsweise dessen Kurzform »Salvator« – der Erretter, Erlöser – ist eines der häufigsten Attribute für Jesus Christus. Symbolisch weist die Pflanze also direkt auf Christus selbst hin.

Da Salbei von *Salvia* abgeleitet ist, handelt es sich eigentlich um einen weiblichen Namen (*die* Salbei), in Süddeutschland ist allerdings seit langem auch die männliche Form geläufig. Eine Art der Salbei, *Salvia triloba*, die »Dreilappige Salbei«, trägt im

Deutschen auch den Namen Kreuzblume, weil die schmalen quergestellten Blättchen am Blattgrund ein Kreuz bilden. Alten Berichten zufolge wurden im Spätmittelalter in Dubrovnik bei der Fronleichnamsprozession alljährlich die Straßen mit Salbeiblättern ausgelegt.

Die großen Blätter der Salbei wurden auch gerne in der Küche verwendet: In Omeletteteig gewendet und herausgebacken, galten sie als beliebte Fastenspeise. Deshalb schrieb Hieronymus Bock, einer der Väter der Botanik im 16. Jahrhundert:

»Under allen stauden ist kaum ein gewechs/
uber die Salbey denn es dienet dem Artzet/Koch/
Keller/Armen und Reichen.«

Nicht nur die Blätter, auch die Blüten der Salbei zeichnen sich durch ein feinwürziges Aroma aus und können in der Küche in Salaten und anderen Speisen verwendet werden, zum Beispiel auch als Dekoration, oder auch als wohlschmeckender Tee zubereitet werden.

Die Salbei mit ihren herrlichen blau-violetten Blüten war aber auch eine Marienpflanze: Heute noch ist sie in der Regel Bestandteil der Kräutersträuße, die zu Mariä Himmelfahrt (15. August) gebunden und geweiht werden. Außerdem erzählt man sich folgende Legende: Bei der Flucht der Heiligen Familie vor den Häschern der Herodes musste Maria Schutz suchen. Sie bat alle Blumen des Feldes um Hilfe, aber keine davon gewährte ihnen Zuflucht. Nur der Salbeistrauch wölbte sich über die Flüchtende und ihr Kind, so dass die Verfolger sie nicht entdecken konnten. Daraufhin verlieh Maria der Salbei ihre große Heilkraft.

Die Pflanze wird auch deshalb geschätzt, weil die grau-grünen Blätter sogar dem kalten Winter unserer Breiten trotzen, obwohl sie eigentlich aus dem milderen Klima des Mittelmeerraumes stammt. Und weil sie immer wieder neu austreibt, gilt die Salbei auch als Symbol ewiger Jugend und Kraft. Regelmäßig genossen, galt sie als ein Garant für Bewahrung der Gesundheit, für Tugend und Ausdauer. Nicht umsonst steht Salbei an erster Stelle in Walahfrids Gartengedicht. Es heißt dort:

»Leuchtend blühet Salbei ganz vorn am Eingang des Gartens, süß von Geruch, voll wirksamer Kräfte und heilsam zu trinken. Manche Gebrechen der Menschen zu heilen, erwies sie sich nützlich, ewig in grünender Jugend zu stehen hat sie sich verdient.«

Manche priesen Salbei sogar als ein Allheilmittel an, deshalb finden sich folgende Verse in einem mittelalterlichen Gesundheitsgedicht aus Italien:

*»Cur moriatur homo cui salvia crescit in horto?
Contra vim mortis non est medicamen in hortis.«*

»Warum stirbt ein Mensch, dem Salbei im Garten gedeiht? Gegen die Macht des Todes gibt es kein Heilmittel im Garten.«

Aktuelle Verwendung

Die Salbeigewächse sind mit 800 Arten die größte Gattung in der Familie der Lippenblütler (Labiaceen), zu der zahlreiche bekannte Gartenkräuter (unter anderen auch Melisse, Lavendel, Rosmarin, Thymian, Minze) gehören, die mit ihren besonderen Aromen Nase und Gaumen erfreuen. In Deutschland ist nur der Wiesensalbei wildwachsend anzutreffen, der allerdings medizinisch ohne Bedeutung ist. Die medizinisch wichtigste Art *Salvia officinalis*, die Gartensalbei oder auch Dalmatinischer Salbei, ist im Mittelmeerraum und in den westlichen Balkanländern verbreitet und zählt bei uns zu den beliebtesten Gartenheilkräutern. Die Gartensalbei besteht aus mehreren Unterarten, die zum Teil sehr unterschiedliche Blattformen aufweisen.

Die wichtigen Inhaltsstoffe wie ätherisches Öl, Gerbstoffe und Bitterstoffe sind im Gartensalbei vor allem kurz vor beziehungsweise während der Blüte in höheren Mengen enthalten. Diese Zeit ist auch der ideale Erntezeitpunkt für die Salbeiblätter. Klassische Anwendungsgebiete für Salbeizubereitungen – in erster Linie Tee aus Blüten und/oder Blättern – sind Erkrankungen des Mund- und Rachenraumes wie Halsschmerzen oder Heiserkeit. Ein kühler Salbeitee oder Eiswürfel davon sind ein gutes Hausmittel bei Mandelentzündung.

Große Bedeutung hat auch seine schweißhemmende Wirkung, die inzwischen wissenschaftlich aufgeklärt ist: Die Inhaltsstoffe der Salbei können die Nervenfasern der Schweißdrüsen hemmen und somit die Schweißproduktion mindern. Als kalter Tee getrunken, kann Salbei so übermäßiges Schwitzen wie Nachtschweiß, Fieber, feuchte Hände sowie Schweißausbrüche in Pubertät oder Wechseljahren mindern. Die schweißhemmende Wirkung tritt hier etwa zwei Stunden nach Tee-Einnahme ein.

Auch Waschungen mit körperwarmen Salbeiaufguss werden als angenehm empfunden und können zum Beispiel bei Fieber lindernd wirken. Bei Schweißfüßen sind Fußbäder mit Salbei zu empfehlen. Als Sitzbad kann Salbei bei Hämorrhoiden und kleinen Blutungen wegen der adstringierenden Wirkung Linderung verschaffen.

Im Münsterschwarzacher Kräutergarten

Neben der großblättrigen Gartensalbei *Salvia officinalis*, die aufgrund ihrer gemeinsamen Verwendung mit der Rose zusammengepflanzt ist (siehe oben), findet sich wegen ihrer besonderen Blattform auch der Kreuzsalbei, *Salvia triloba*, im Garten.

| Anwendung

Kühlende Waschung mit Salbeiaufguss

2 Esslöffel mit 500 ml heißem Wasser übergießen und zugedeckt 10 bis 15 Minuten ziehen lassen, abseihen und angenehm temperiert als Waschung verwenden.

Soll die schweißhemmende Waschung beruhigend wirken, den Körper von der Körpermitte nach außen hin zu den Extremitäten hin abreiben. Ist dagegen eine anregende Wirkung auf den Kreislauf erwünscht, die Waschung von außen zum Körperzentrum hin vornehmen.

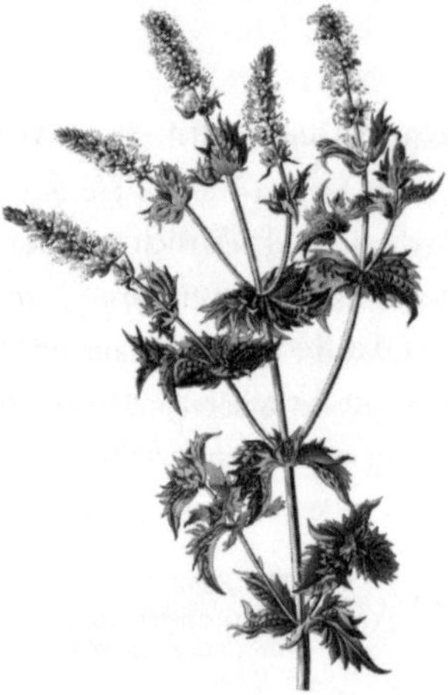

Minze – Sext

(Mentha crispa)

»Wenn aber einer die Kräfte und Arten und Namen der Minze samt und sonders zu nennen vermöchte, so müsste er gleich auch wissen, wie viele Fische im Roten Meere wohl schwimmen«,

dichtet Walahfrid Strabo in seinem »Hortulus« über die Minze und meint damit die große Vielfalt der Minzarten. Tatsächlich bilden die Minzen ständig neue Unterarten, sie bastardisieren, wie es in der Fachsprache heißt. So ist die heute vorwiegend verwendete Pfefferminze (*Mentha piperita*) erst seit dem Ende des 17. Jahrhunderts als Kreuzung aus zwei Arten entstanden. Die Pfefferminze ist steril und vermehrt sich nur über Ausläufer. Antike und Mittelalter nutzten vor allem Bachminze, Edelminze, Krauseminze, Ährenminze, Rundblättrige Minze, Rossminze und Poleiminze. Mit ihrer Artenvielfalt soll die Minze im Sieben-Zeiten-Tee auf die Vielfalt der Pflanzenwelt und letztlich auf die Vielfalt der gesamten Schöpfung hinweisen.

Dass die Minze bereits im Alltagsleben der Antike eine Rolle spielte, belegen übrigens auch die Evangelisten Matthäus (siehe Mt 23,23) und Lukas (Lk 11,42). Walahfrid schreibt weiterhin:

> *»Nimmer fehle mir auch ein Vorrat gewöhnlicher Minze, so verschieden nach Sorten und Arten, nach Farben und Kräften. Eine nützliche Art soll die raue Stimme, so sagt man, wieder zu klarem Klang zurückführen können.«*

Minze fördert durch ihre positive Wirkung auf die oberen Atemwege also den Gesang, zugleich bringt sie Erfrischung und stärkt die Verdauungsorgane – alles Eigenschaften, die für die Klostermedizin von größter Bedeutung waren.

Die Krauseminze, *Mentha crispa*, die auch im Sieben-Zeiten-Tee für einen frischen Geschmack sorgt, zählt zu den historischen Minzarten, deren Anbau schon von Karl dem Großen (742–814) in der Hofgüterverordnung (ebenso wie der Anbau der Rossminze *Mentha longifolia*) angewiesen wurde. Hildegard von Bingen empfiehlt die Krauseminze bei Stoffwechselproblemen wie zum Beispiel Gicht. Außerdem soll man sie in kleinen Mengen Fleisch, Fisch und anderen Gerichten beigeben, denn sie gibt den Speisen »einen guten Geschmack und eine gute Würze und so erwärmt sie auch den Magen und verschafft eine gute Verdauung.« Im Sieben-Zeiten-Tee steht die Krauseminze deshalb für die *Sext*, dem Stundengebet zur Mittagszeit.

Aktuelle Verwendung

Die Minzen gehören zur Familie der Lippenblütler. Sie zeichnen sich alle durch ihr ätherisches Öl aus und besitzen außerdem milde Labiatengerbstoffe und Flavonoide.

Unter den verschiedenen Minzarten wie Rossminze, Ährenminze und Wasserminze gibt es Varianten mit gekräuselter Blattform. Diese krausen Minzen zeichnen sich durch einen hohen Gehalt an Carvon aus. Carvon verleiht ihnen den typischen »Spearmint«-Geruch und ist maßgeblich an der blähungstreibenden Wirkung beteiligt.

Das ätherische Öl der Minzen hilft aufgrund seiner keimhemmenden Eigenschaften auch bei Erkältungskrankheiten – wegen seines frischen Aromas eignet sich hierzu das Kraut oder das ätherische Öl gut als Badezusatz.

Der wichtigste Vertreter der Minzen in der modernen Heilkunde ist die Pfefferminze (*Mentha piperita*), die – wie beschrieben – der mittelalterlichen Klostermedizin noch nicht bekannt war. Das ätherische Öl der Pfefferminze hat einen sehr hohen Anteil an Menthol, das eine kühlende, krampflösende, durchblutungsfördernde und desinfizierende Wirkung besitzt. Verschiedene Menschen reagieren jedoch allergisch auf das enthaltene Menthol, weswegen hier die Krauseminze vorzuziehen ist, der diese Komponente im ätherischen Öl fehlt.

Im Münsterschwarzacher Kräutergarten

Da sich die Minzen vegetativ, das heißt über die Ausbildung von ausgedehnten Wurzelsystemen, vermehren können, wurden im Münsterschwarzacher Garten die einzelnen Minzenbeete mit einem 30 cm tief in die Erde ragenden Rahmen umsäumt, damit sie sich nicht zu stark ausbreiten können.

Neben den beiden historischen Minzen Rossminze (*Mentha longifolia*) und Krauseminze (*Mentha crispa*) ist im Garten die heute bedeutendste Minze zu finden: Die Pfefferminze (*Mentha x piperita*). Sie wurde erstmals 1696 beschrieben, stammt aus England und ist eine Kreuzung zwischen Wasserminze (*Mentha aquatica*) und Ährenminze (*Mentha spicata*).

Tee bei leichten Verdauungsbeschwerden

2 Teelöffel Krauseminze mit 1 Tasse heißem, nicht mehr kochendem (ca. 90° C) Wasser übergießen, bedeckt etwa 10 Minuten ziehen lassen und abseihen. Bei Bedarf können bis zu dreimal täglich 1–2 Tassen Verdauungstee getrunken werden.

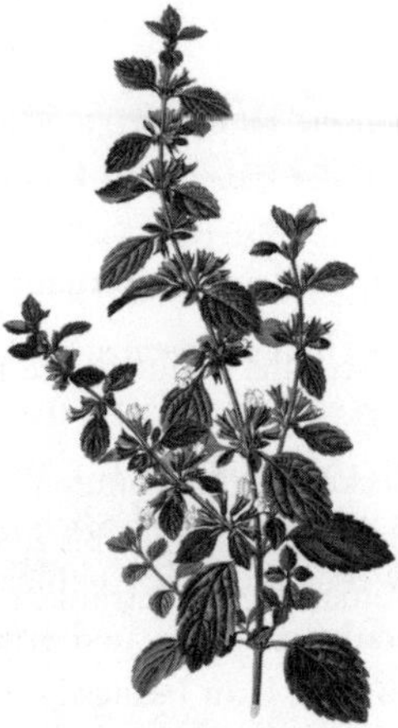

Melisse – Non

(Melissa officinalis)

Die Melisse, wegen ihres Duftes oft auch Zitronenmelisse genannt, gilt als eine der typischen Heilpflanzen der Klostermedizin – dabei kann sie erst in den Kräuterbüchern des hohen Mittelalters eindeutig identifiziert werden. In der »Physica« der Hildegard von Bingen findet sich ein Kapitel, das einer Pflanze mit Namen »Biensuga« (Bienensaug) gewidmet ist. Gemeint ist damit ein Gewächs, das gern von den Bienen besucht wird. Lange Zeit wurde das altdeutsche Biensuga als früher Name für die Melisse gedeutet – es hat sich allerdings gezeigt, dass wahrscheinlich die Taubnessel gemeint ist.

Die Identifikation von Biensuga mit der Melisse liegt allerdings auf der Hand, denn ihr Name Melisse kommt von »Melissa« (so auch der botanische Name) – dem griechischen Wort für »Biene«. So wird nicht nur die Taubnessel, sondern auch die Zitronenmelisse mit der Biene in Verbindung gebracht.

Die Blätter der Melisse erinnerten die Menschen des Mittelalters an das Herz. Deshalb wurden die Blätter für Herzbeschwerden wie Herzklopfen und Herzschwäche eingesetzt. Pietro Andrea Matthioli, Leibarzt Kaiser Maximilians II., lobt in seinem Kräuterbuch, das in den katholischen Ländern zum maßgeblichen Werk wurde, die »treffliche gute Art« der Melisse: Sie stärke das Herz und erquickt, besonders wenn »es in der Nacht beängstigt wird, pochet und die Ruhe störet«. Sie »wendet Unmut und Traurigkeit der Melancholey, dienet dem kalten und feuchten Magen und beinahe allen innerlichen Gliedern«. Des Weiteren soll Melisse, in Weißwein gekocht und getrunken, die Brust reinigen, asthmatische Beschwerden lindern sowie Herz und Hirn stärken, ja sogar gute, leichte Träume soll sie bringen.

Tatsächlich wird auch heute noch das ätherische Öl als beruhigendes Mittel bei Herzproblemen geschätzt und die Melisse zu den ausgleichenden, entspannenden Heilpflanzen gezählt.

Im Sieben-Zeiten-Tee steht die Melisse für die *Non*, in welcher der Todesstunde Jesu gedacht wird. Sie steht für Zuversicht, die unser Herz erfüllen darf, weil Jesus den Tod am Kreuz überwunden hat.

Aktuelle Verwendung

Die Melisse gehört zur Familie der Lippenblütler, die vor allem in ihren Blättern die aromatischen, leicht flüchtigen ätherischen Öle gespeichert haben. Die Melisse zeigt ihre Schönheit im Gegensatz zu ihren Verwandten wie Lavendel oder Salbei nicht in ihren Blüten – denn diese sind besonders unscheinbar –, sondern in ihrem zartgrünen Teppich aus herzförmigen Blättern mit schön gekerbten Blattrand. Wie viele Lippenblütler ist sie gut für die Verdauung und bewirkt über ihren Geschmack und Geruch direkt und reflektorisch eine Freisetzung von Verdauungssekreten. Von der Kommission für Heilpflanzen (Kommission E) am ehemaligen Bundesgesundheitsamt wurde Melisse bei funktionellen Magen-Darm-Beschwerden (Reizmagen, Reizdarm, Symptome wie Meteorismus) empfohlen. Für die positiven Wirkungen auf Gehirn und Gemüt, die vom 12. bis zum frühen 20. Jahrhundert in fast allen Arzneibüchern erwähnt wurden, gibt es inzwischen auch Untersuchungen und Erklärungsansätze: Laut Untersuchungen an der Northumbria University in Newcastle fördert Melisse die Denkleistung, da sie unter anderem die Freisetzung von Acetylcholin, einem aktivierenden Botenstoff im zentralen Nervensystem, fördert. Für die Schulmedizin ist die Freisetzung von

Acetylcholin ein wichtiger Ansatzpunkt in der Therapie von Demenzkranken. Von der naturwissenschaftlich orientierten Phytotherapie ist die beruhigende Wirkung der Melisse anerkannt. Sie beruhigt die überreizten Nerven von Herz sowie Magen-Darm-Trakt und ist so eine sinnvolle Heilpflanze bei funktionellen Beschwerden, bei denen die Überforderung des Alltags Krankheitsgefühle in den eigentlich physiologisch gesunden Organen auslöst. Eine direkte Wirkung bei nervösen Herzbeschwerden wurde in wissenschaftlichen Studien bislang nicht nachgewiesen. Die Erfahrungsheilkunde nutzt die Pflanze jedoch bei psychogenen Herzleiden, »Stressherz«, allgemeinen funktionellen Herzbeschwerden, die einhergehen mit Herzstolpern, Herzstechen oder anfallsweise auftretender Schwäche. Diese Symptome sind auch typisch während der Hormonumstellung der Frauen in der Pubertät und im Klimakterium, weswegen die Melisse hier oft empfohlen wird. Für ein schwaches, nervöses Herz haben sich Kombinationen der Melisse mit Weißdorn, Herzgespann und beruhigenden Pflanzen wie Baldrian und Passionsblume bewährt.

Im Münsterschwarzacher Kräutergarten

Da ungewiss ist, ob Hildegard von Bingen mit »Biensuga« die Melisse (= *Melissa officinalis*) oder die Taubnessel (*Lamium album*) meinte, wurden im Schaugarten beide Pflanzen angepflanzt. Die Melissen wurden im Beet in einer größeren zusammenhängenden Fläche gepflanzt, so dass ihre zartgrünen, herzförmigen Blätter in ihrer ruhigen Ausstrahlung besonders gut zur Geltung kommen. Zudem steigt an einem warmen Sommertag aus dem großflächigen Beet eine dicke Wolke ihres frischen Zitronenduftes empor. Für die Pflege der Melisse empfiehlt es sich, die Blätter vor Öffnung der unscheinbaren Blütenknospen zu ernten und dabei das Kraut komplett direkt über dem Boden abzuschneiden.

Die Weiße Taubnessel wurde neben dem Hauptbeet angepflanzt, um ihre Blätter mit denen der Melisse vergleichen zu können.

| Anwendung

Entspannendes Ruhekissen

Getrocknete Melissenblätter, etwa halb so viel Hopfenblüten, mit etwas Lavendelblüten, Rosenblüten, Steinkleekraut oder Bruchkraut mischen. Diese Kräutermischung in so viel Schafswolle einarbeiten, dass eine angenehme Füllung für ein Kopfkissen entsteht.

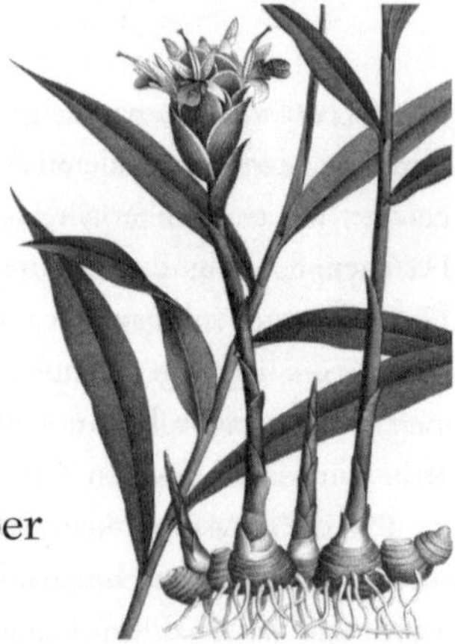

Ingwer – Vesper

(Zingiber officinale)

In seinem Gartengedicht verlässt Walahfrid Strabo einmal Europa und schweift ab nach Indien. Zu diesem Ausflug veranlasst ihn die Poleiminze, die dort – weil sehr selten – sehr beliebt war und deshalb ein wertvolles Handelsgut für den Export nach Indien war. Umgekehrt galt das für Pfeffer und Ingwer, die aus Asien kostspielig eingeführt werden mussten.

Die benediktinischen Mönche beschränkten sich nie nur auf Europa, sondern blickten immer schon auch nach Asien oder Afrika. Der Abt von der Reichenau preist in seinem Gartengedicht Gott für die Güte und Weisheit, die einen Austausch der Güter der verschiedenen Länder und Regionen herbeiführt. Er meint, was in einer Gegend nur selten oder gar nicht wächst, gedeiht anderswo so reichhaltig, dass es dort zu den ganz selbstverständlichen Dingen gehört.

Durch den weltumspannenden Austausch hat ein Land am Ertrag des anderen Anteil, und es soll »ein einziger Haushalt« über alle Länder der Erde hinweg bestehen. So klingt die weltumspannende Sicht eines Benediktinerabtes vor mehr als 1150 Jahren wie ein Lob auf die heute oft gescholtene Globalisierung.

Auf die indische Herkunft des Ingwers weist bereits sein Name hin. »Ingwer« kommt von »Zingiber«, so der botanische Name, der auch dem antiken und mittelalterlichen Namen entspricht. Für die Herkunft des Names *Zingiber* gibt es drei ungesicherte Erklärungsmöglichkeiten: Zum einen soll Zingiber von der arabischen Bezeichnung »gingebil« stammen, die von »gingi« abgeleitet ist, wie die Araber Indien nannten. In der zweiten Erklärung wird Zingiber auf den indischen Begriff »sringavera«, den Namen des Ingwers im Sanskrit, zurückgeführt, aus dem sich der arabische Begriff »zindschabil« (»Wurzel«) ableiten soll. Eine weitere Deutung des Sanskritnamens »sringavera« ist seine Übersetzung »mit Geweihsprossen versehen«, was das Rhizom des Ingwers treffend beschreibt.

In der Tat stammte der beste Ingwer aus Indien. Er wurde über Dilmun, das heutige Bahrein, aus Indien per Schiff zusammen mit edlen Hölzern, Seide, Gold, Kupfer, Sesam und anderen Kostbarkeiten eingeführt. Von dort gelangte der Ingwer schon vor mehr als 2000 Jahren auf dem Landweg zu den Griechen und schließlich bis Rom. Deshalb war Ingwer bereits seit der Spätantike als Gewürz und Heilmittel im Römischen Reich bekannt und so hat ihn auch die Klostermedizin in ihren Arzneischatz übernommen.

Die Empfehlungen der Hildegard von Bingen sind repräsentativ für die Anwendungen in der Klostermedizin: Sie lobt ihn als Stärkungsmittel für Geschwächte, vor allem in Suppen gegessen. Auch zur Förderung der Verdauung bei trägem Magen und Darm wird die indische Wurzel häufig empfohlen.

Im Sieben-Zeiten-Tee repräsentiert der Ingwer die Vesper, das Abendlob vor der letzten Mahlzeit. Das ist die Zeit, über den Tag zu schauen und sich der wärmenden Liebe Jesu zu erinnern. Ingwer durchwärmt den Körper von innen. Wegen seiner Herkunft symbolisiert er auch die weltumspannende Arbeit der Benediktiner.

Aktuelle Verwendung

Der Ingwer gehört unter anderem zusammen mit Kurkuma, einem gelben Wurzelstock, der dem Curry seine ockergelbe Farbe verleiht, und dem von Hildegard von Bingen hochgeschätzten Galgant zur Pflanzenfamilie der Ingwergewächse (Zingiberaceen). Diese

Familie zeichnet sich zum einen durch große Blätter, deren Blattbasen sich zu einem festen Scheinstamm zusammenschließen, und zum anderen durch den dicken Wurzelstock mit aromatischem Geruch aus. In Küche und Medizin wird ausschließlich der Wurzelstock verwendet. Dieser ist reich an ätherischem Öl (2–3 % der Gesamtinhaltsstoffe), das mit dem Zingiberol dem Ingwer seinen typischen Geruch verleiht. Daneben sind vor allem die Scharfstoffe wie Gingerol und Shoagol enthalten (5–8 % der Gesamtinhaltsstoffe). Diese spielen bei der Anwendung der frischen oder getrockneten Wurzel bei Übelkeit und Erbrechen eine wichtige Rolle. Untersuchungen zufolge gelangen die Scharfstoffe in das zentrale Nervensystem und wirken dort beruhigend auf brechreizerregende Rezeptoren (Seretoninrezeptoren).

Der Ingwer hilft bei Reiseübelkeit, Seekrankheit und soll Linderung nach Operationen bringen. Auch bei Unwohlsein während der Schwangerschaft kann der Ingwer in Absprache mit einem erfahrenen Arzt für wenige Tage in kleinen Mengen eingenommen werden. Ingwer sorgt für eine gute Verdauung, indem er die Sekretion von Speichel, Magen- und Gallensaft fördert, den Tonus und die Peristaltik des Darms unterstützt und die Durchblutung der Schleimhäute anregt. Deshalb wirkt er auch krampflösend, appetitanregend, blähungswidrig und erwärmend. Sein Einsatz bei unspezifischen Verdauungsbeschwerden wie Magenverstimmung, Blähungen, leichten Koliken, Verstopfung, schwacher Fettverdauung sind allgemein anerkannt. Ein kleines Stückchen Ingwer frisch, getrocknet, kandiert oder als Tee eine halbe Stunde vor dem Essen eingenommen, unterstützt die Verdauung. Bei Reiseübelkeit am besten einige Tage vor der Reise mit der Anwendung beginnen.

Auch bei Erkältungsbeschwerden wird Ingwer in der Erfahrungsmedizin genutzt, er wirkt erwärmend und soll das Immunsystem stärken.

Im Münsterschwarzacher Kräutergarten

Weil der Anbau des Echten Ingwer (*Zinigiber officinalis*) bei uns im Freiland nicht möglich ist, wurden zwei Zier-Ingwer – der scharlachrot blühende *Hedychium aurantiacum* und der cremeweiß blühende *Hedychium ellipticum* – ausgewählt, deren Anpflanzung in unseren Breiten zumindest während der Sommerzeit gut gelingt. In den Wintermonaten müssen beide Pflanzen frostsicher untergebracht werden.

Die Blüten des Echten Ingwers sind wie die Blüten aller Ingwergewächse sehr kunstvoll geformt, jedoch von schlicht grüngelber Farbe. Auffällig sind nur die seitlichen Staubblätter, die blumenartig geformt und kräftig rot sind. Im Gegensatz zu den Zier-

Ingwergewächsen blüht der Echte Ingwer auch in seiner Heimat Südostasien sehr selten. Der Echte Ingwer hat zudem schilfartige, schlaff herabhängende Blätter und ist so nicht besonders attraktiv.

Wer mit einem kleinen Ertrag vom Wurzelstock zufrieden ist, kann den Echten Ingwer in Töpfen ziehen. Er muss aber ganzjährig im Haus an einem hellen Platz stehen. Etwa nach einem Jahr kann etwas von der Wurzel geerntet werden.

| Anwendung

Tee bei Erkältung und Verdauungsproblemen

½ Teelöffel frische Ingwerstückchen mit 1 Tasse heißem Wasser übergießen. 5 bis 10 Minuten ziehen lassen. Bei Erkältung so heiß wie möglich trinken. Der Tee kann mit etwas Zitronensaft, Zimt und Honig eingenommen werden.

| Bitte beachten

Bei Gallensteinen und in der Schwangerschaft nur nach ärztlicher Rücksprache verwenden!

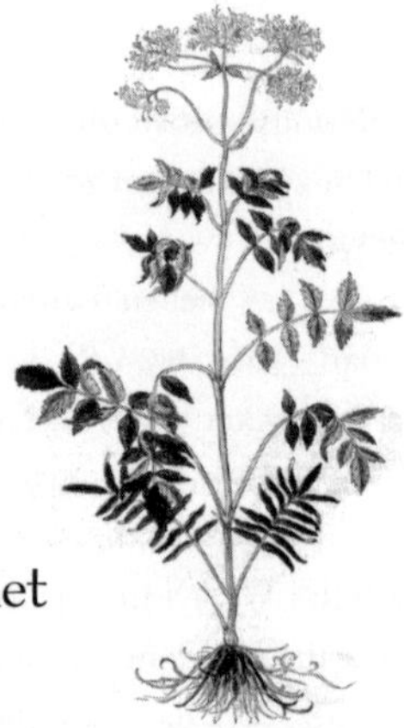

Baldrian – Komplet

(Valeriana officinalis)

Die Pflanzengattung des Baldrians, botanisch *Valeriana*, ist nahezu weltweit vertreten. Sie findet sich in den südamerikanischen Anden ebenso wie in Gebirgen Südeuropas und in ganz Asien, nur in Australien und Polynesien fehlt sie. Ihre weite Verbreitung hat dazu geführt, dass beinahe alle Kulturkreise, seien es Kelten, Griechen, Römer, Chinesen, Inder oder Araber, zumindest einen Vertreter der Gattung in der Heilkunde nutzen.

In der Antike bevorzugte man den Großen Baldrian (*Valeriana phu*), auch Echter Baldrian oder Katzenkraut genannt, der aber seinerzeit keineswegs als Beruhigungsmittel eingesetzt wurde, wofür der Baldrian heute bekannt ist: Baldrian galt in Antike und Mittelalter als ein Mittel bei Entzündungen der Lunge und des Zwerchfells, bei Leberschwäche, Menstruationsbeschwerden und Blasenleiden und wurde nicht zuletzt sogar zur Behandlung von Wunden eingesetzt

Der im Sieben-Zeiten-Tee verwendete Arzneibaldrian (*Valeriana officinalis*) wurde anscheinend erst im Zeitalter der Klostermedizin verwendet. Lange Zeit glaubte man, dass seine beruhigende Wirkung erst eine Entdeckung des späten 18. Jahrhunderts gewesen ist – er wurde jedoch schon von den Mönchen als Mittel für einen guten Schlaf und einen guten Tag genutzt, wie das »Lorscher Arzneibuch« (geschrieben um 795) zeigt. Dort findet sich ein Mittel mit Baldrian, das nicht nur den Schlaf verbessert, sondern auch dazu dient, eine gute Balance zwischen Tag und Nacht, zwischen Schlafen und Wachen zu erreichen. Wörtlich heißt es:

»Allzuviel Schlaf gleicht es mit Wachen aus, bei übermäßiger Schlaflosigkeit sorgt es für den entsprechenden Schlaf, es befreit von Erschöpfung, nimmt die Trägheit.«

Im Kräuterbuch von Otto Brunfels (1532) steht, das gemeinsame Trinken von Baldrian mache »holdselig, einig, friedlich«.

Und der damals berühmte Straßburger Arzt Hieronymus Brunschwig empfiehlt in seinem »Kleinen

Destillierbuch« aus dem Jahre 1500 den Baldrian für Eheleute, die sich nicht vertragen.

Wegen seines intensiven Geruches galt Baldrian auch als eine Schutzpflanze vor bösen Geistern und Dämonen.

Der Baldrian steht im Sieben-Zeiten-Tee für Ausgleich, für einen friedlichen Abend und einen erholsamen Schlaf – als Voraussetzungen für einen guten neuen Tag. Deshalb passt er gut zur *Komplet*, dem siebten und letzten Stundengebet im alten klösterlichen Tagesablauf.

Aktuelle Verwendung

Wie der Ingwer ist der Baldrian namensgebend für eine Pflanzenfamilie, zu der er gehört. Zur Familie der Baldriangewächse (Valerianaceae) gehören weitere wichtige Nutzpflanzen wie zum Beispiel der Feldsalat. Auch das frische Grün des Baldrians kann zum Beispiel als Beiwerk von Salaten gegessen werden und erinnert in seinem Geschmack etwas an seinen nahen Verwandten. In der Heilkunde wird dagegen ausschließlich die Wurzel des Baldrians verwendet.

Als wichtigen wirksamen Inhaltsstoff enthält die Wurzel des Baldrians unter anderem beruhigendes, krampflösendes und muskelentspannendes ätherisches Öl. Erst bei der Verarbeitung entstehen die sogenannten Baldrianale, die nicht nur ausgleichend wirken, sondern zum Teil auch stimmungsaufhellend sein sollen. Relativ neu entdeckt wurden die Lignane, die den Untersuchungen zufolge die Ausschüttung von aktivierenden Botenstoffen im zentralen Nervensystem reduzieren und so zur Beruhigung beitragen. Am bekanntesten ist die Anwendung der Baldrianwurzel bei Unruhezuständen und nervös bedingten Einschlafstörungen. Baldrian verkürzt die Einschlafzeit, vermindert das nächtliche Aufwachen und verbessert die Schlafqualität, was wiederum eine Besserung der Tagesbefindlichkeit zur Folge hat.

Baldrian kann auch am Tag eingenommen werden – er ist eine gute Unterstützung in Belastungszeiten, wirkt ausgleichend, antriebssteigernd und entkrampfend, ohne jedoch müde oder schläfrig zu machen. Baldrianzubereitungen können deshalb bei nervös bedingten Herz- und Magenbeschwerden, Reizblase, Prüfungssituationen und Erschöpfungszuständen empfohlen werden.

Im Münsterschwarzacher Kräutergarten

Der Baldrian hat zu Beginn der Vegetation großflächige, bizarr gefiederte Grundblätter, die dicht über dem Boden wachsen. Später treibt er einen verhältnismäßig dünnen Spross aus, an dessen Ende zartrosafarbene

Blüten schweben. Ist der Baldrian verblüht, bilden sich zur Fruchtzeit aus dem Kelch fedrige, luftige Borsten. Der Baldrian hat somit in seinem Wuchs zwei Pole: Unten die kräftige Wurzel und die üppigen Grundblätter, oben die schwebenden Blüten und Früchte. Um dies gut betrachten zu können, wurde er an einer erhabenen Stelle im Beet gepflanzt.

| Anwendung

Zubereitung eines Entspannungsbades mit Baldrianwurzel

Für ein Vollbad 100 g getrocknete Wurzel mit 2 Liter kaltem Wasser übergießen, langsam zum Sieden erhitzen und 10 Minuten mit geschlossenem Deckel ziehen lassen, abseihen und dem nicht zu heißen Badewasser zugeben.

Das Bad kann gut mit 3 bis 5 Tropfen ätherischem Lavendelöl oder Rosenöl, das in ½ Becher Sahne verquirlt wurden, ergänzt werden.

Schlüsselblume – Laudes

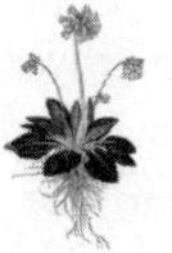

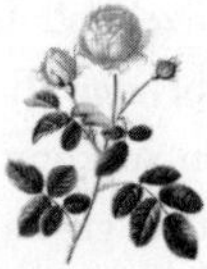

Rose – Prim

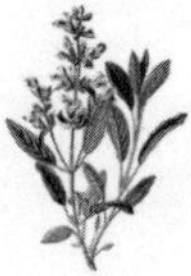

Salbei – Terz

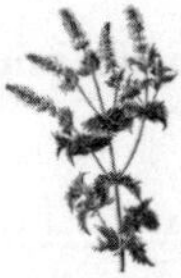

Minze – Sext

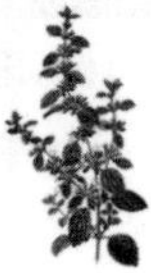

Melisse – Non

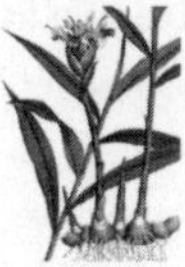

Ingwer – Vesper

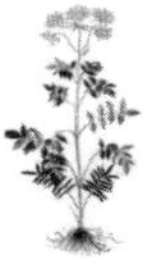

Baldrian – Komplet